千万不能没有睡眠

漫画
万物简史

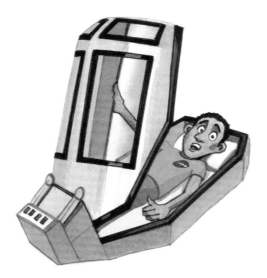

［英］吉姆·派普 著

［英］马克·柏金 绘

蒋琳 译

中信出版集团 | 北京

图书在版编目（CIP）数据

千万不能没有睡眠 /（英）吉姆·派普著；（英）马克·柏金绘；蒋琳译 . -- 北京：中信出版社，2022.6
（漫画万物简史）
书名原文：You Wouldn't Want to Live Without Sleep!
ISBN 978-7-5217-4048-6

Ⅰ . ①千… Ⅱ . ①吉… ②马… ③蒋… Ⅲ . ①睡眠—人体生理学—青少年读物 Ⅳ . ① R338.63-49

中国版本图书馆 CIP 数据核字 (2022) 第 035792 号

千万不能没有睡眠
（漫画万物简史）

著　　者：［英］吉姆·派普
绘　　者：［英］马克·柏金
译　　者：蒋　琳
出版发行：中信出版集团股份有限公司
　　　　　（北京市朝阳区惠新东街甲 4 号富盛大厦 2 座　邮编　100029）
承 印 者：北京尚唐印刷包装有限公司

开　　本：889mm×1194mm　1/20　　印　张：2　　字　数：65 千字
版　　次：2022 年 6 月第 1 版　　　　印　次：2022 年 6 月第 1 次印刷
京权图字：01-2022-1462
书　　号：ISBN 978-7-5217-4048-6
定　　价：18.00 元

出　　品：中信儿童书店
图书策划：火麒麟
策划编辑：范　萍
执行策划编辑：郭雅亭
责任编辑：袁　慧
营销编辑：杨　扬
封面设计：佟　坤
内文排版：柒拾叁号工作室

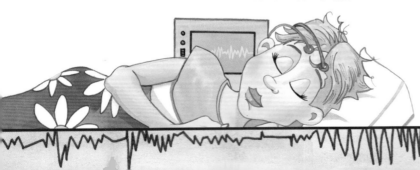

当你睡着后……

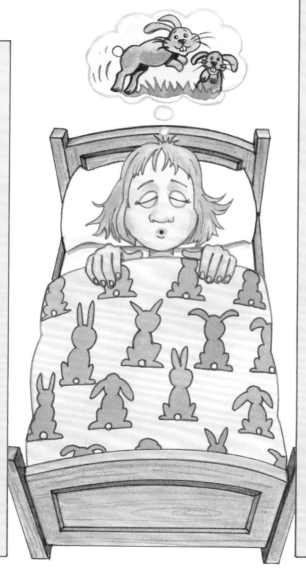

呼吸模式会改变。睡着的时候，我们的呼吸节奏会变缓并且更加有规律。

肾脏会轻松一点，并且会比醒着时产生更少的尿液。

体温会下降。

生长激素类化学物质会被释放进入血液。因此对小孩来说，睡觉的时候是身体发育的绝佳时间；对成年人来说，睡眠会帮助修复受损的细胞。

身体里的应激激素水平会开始下降，帮助你的身体放松下来。但当你逐渐醒来的时候，应激激素水平会再次上升。

尽管睡着了，但我们的大脑还是活跃的，在快速眼动睡眠期间，大脑甚至比我们醒着的时候更加活跃。

在快速眼动睡眠期间，我们的心率会加快，血压会上升。

在睡眠周期中的任何一个阶段都有可能做梦，但是在快速眼动睡眠期间，梦出现的频率最高。

许多人睡着的时候，会紧咬牙齿或者磨牙，这被称为夜磨牙症。

我们会打呼噜，这是因为我们的喉咙和鼻腔里有很多软组织。一般来说，男性的呼吸道更窄，所以他们会比女性更容易打呼噜。随着年龄的增加，我们的呼吸道会变得越来越窄，这就是为什么老年人打呼噜的声音最响！

睡眠大事记

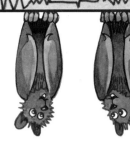

约公元前 2700 年
古埃及贵族为了死后能安眠，他们会在坟墓里放床。

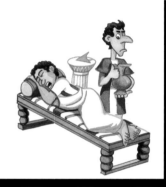

约 100 年
古罗马有些床太高，以至于人们需要梯子才能上床。

约公元前 800 年
古希腊人的床跟长沙发一样，非常适合用来休息和吃饭。

1867 年
法国德理文侯爵出版了一本关于梦境解读和清醒梦的书。

约公元前 1500 年
古波斯人想出了用羊皮装水做水床的主意。

19 世纪
工业革命期间制造出了第一张简易铁床。

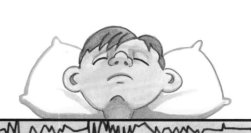

约公元前 350 年
古希腊哲学家亚里士多德提出了他的睡眠理论，他把睡眠描述成身体自我恢复的时间。

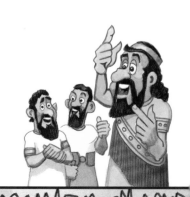

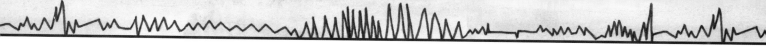

1925 年

世界上第一个睡眠实验室在芝加哥大学建成启用。

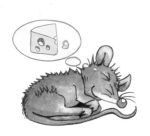

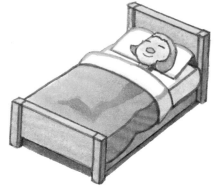

1899 年

意大利科学家德·桑克蒂斯得出了动物和人一样会做梦的结论。

20 世纪 50 年代

科学家们发现睡眠是由多个不同阶段的睡眠周期组成的，每晚睡眠周期会重复 4 ~ 6 次。

1912 年

第一张电热毯由美国医生西德尼·罗素发明。

2013 年

为研究宇航员的身体会如何应对长时间的太空航行，美国国家航空航天局组织志愿者进行了一个实验：请他们连续 70 天完全躺在床上。这个项目总共花费了 1.8 万美金。

1868 年

德国精神科医生威廉·格里辛格注意到做梦的时候眼皮会颤动，这表明睡眠是一个动态的过程。

1929 年

德国的汉斯·贝格尔研发出脑电图仪来记录脑电波，并且注意到睡眠中大脑活动的变化。

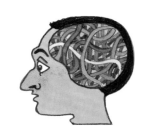

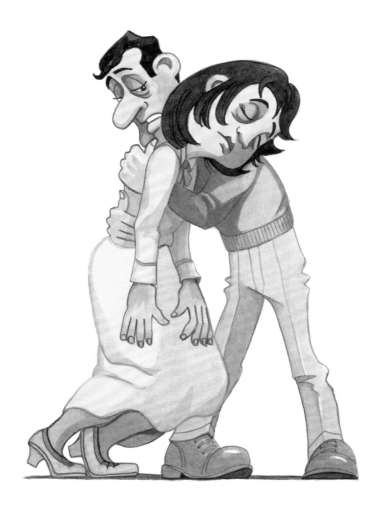

目录

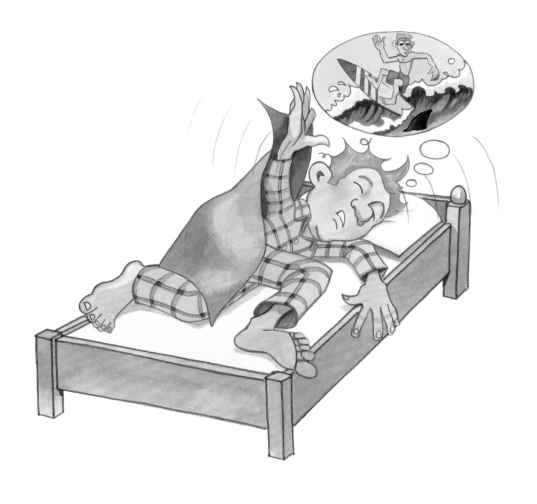

导言

你一定有过那种眼睛睁也睁不开并且一心只想睡觉的感觉。现在想象一下你睡不好觉的时候——身体疲惫，头脑混沌，还多半脾气暴躁！

我们都知道睡觉是什么样的：一个人平躺在床上或者耷拉着脑袋坐在椅子上，闭上双眼，呼吸节奏是缓慢且平稳的。多数人生命中 1/3 的时间会用在睡觉上，这相当于 25 年甚至更长时间！但是你真的知道我们为什么要睡觉吗？如何解释那些被追赶或者陷入流沙的奇怪梦境呢？科学家的研究早已证明，安稳的睡眠对于健康和幸福是十分重要的。继续往下读，了解更多睡眠的好处以及为什么你千万不能不睡觉！

因为有电力照明、24 小时服务和社交媒体的存在，我们现在生活在一个许多人**睡眠不足**的世界里。通常一个成年人一晚只睡 7 个小时或者更少。但是我们的近亲，比如说黑猩猩，每天就需要 9 到 10 个小时的睡眠时间。

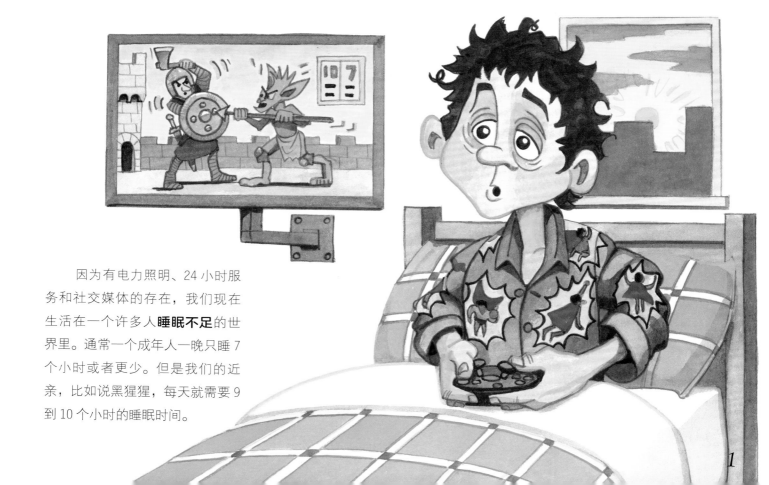

不可思议的睡眠世界

对我们来说，睡眠是一件非常熟悉但又相当怪异的事情。当身体休息时，我们的心跳会变慢。与此同时，我们大脑的电流活动和化学反应会变活跃。我们不会记得是哪一刻入睡的，就算是梦也仅仅只能记住做过的一小部分，即便是一个醒着的人躺在我们旁边也不会知道我们在想什么。睡眠对科学家来说也是一个谜：有时候很难判断动物是在睡觉还是只是一动不动地躺着！

许多**动物**喜欢长时间的连续睡眠，就像人类一样。有的动物则喜欢短睡眠。无论是哪一种，睡着的动物对光线、声音等外在刺激的感知都会更弱。

熟睡者之所以能不被轻易吵醒是因为沉睡时我们的大脑很善于屏蔽噪声，而对于浅睡眠者来说，即使是很轻的声音也会把他们吵醒。

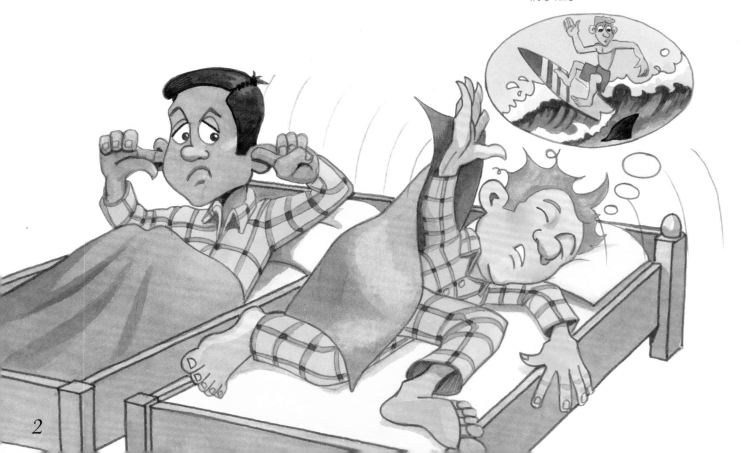

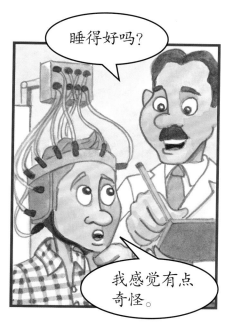

睡得好吗？

我感觉有点奇怪。

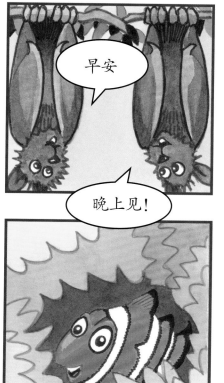

早安

晚上见！

检查一个**哺乳动物**是否真的熟睡的最佳方法就是监测它大脑里的电流活动。在熟睡期间，几十亿个神经细胞同步工作，产生了一波又一波微电流。通过在头皮上安放电极的方式，这些微电流可以被脑电图仪监测出来。世界上第一台脑电图仪是1929年德国科学家汉斯·贝格尔发明的。

不同动物的**睡眠方式**不同，但是所有动物入睡时都习惯于保持静止的状态。树懒和蝙蝠睡着时会倒挂在树枝上。许多鸟入睡时会一只脚站立。

在**熟睡状态**下，我们的肌肉会放松。为了防止身体倒下，除非我们平躺着，否则大脑是不会让我们睡着的。你仔细观察在火车上打瞌睡的人，他们会不住地"点头"——这是脑电波在叫醒他们！

许多动物每晚会在**固定地点**睡觉。这个地方通常是安全的，比如鸟会在较高的树枝上栖息，鱼会待在海底或者躲在缝隙里，而有些小型哺乳动物会躲在洞里。

岩礁鱼中的双带海猪鱼（右图）是世界上睡眠最沉的动物之一。它通常会藏在沙子里，所以会睡得很安稳，以至于有时把它捞出水面它也不会醒。

原来如此！

想要晚上睡个好觉，安全感是十分重要的。这也许就是为什么人们喜欢把卧室安排在楼上——这种行为和猿类在树上搭巢的行为有一点相似。

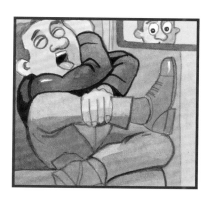

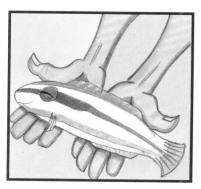

我们真的需要睡觉吗?

几乎所有的动物都要睡觉,除了少数个例,比如说迁徙时飞行的鸟,但它们睡眠不足的时间越长,休息时需要的睡眠时间就越多。但究竟为什么动物需要睡觉呢?当它们难以找到食物或者捕食者正在附近徘徊时,躲起来睡觉可以节省体力,这一点是讲得通的。经过几百万年的演化,动物的大脑和身体逐渐进化到可以从睡眠中获得其他好处了。举个例子,当我们睡着时,促进我们身体生长的化学物质会大量释放。这就是为什么对小孩子来说,保证良好的睡眠是十分重要的。

我们**为什么需要睡觉**无法用一句话简单说明。有一个理论是,睡眠让你的身体得到了休息,会让身体里的细胞得以修复。然而事实上,你的大脑在睡眠的某些阶段比你清醒的时候更加活跃!

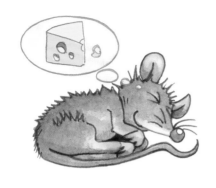

有时**小动物**每天必须吃掉相当于身体一半重量的食物才能活下来，比如老鼠和鼩鼱。因此对它们来说，睡觉是食物短缺时保存体力的好方法。

体形更大的动物，比如人或马，睡觉时只能节省一点点体力。这就是为什么即使你在沙发上休息或者在床上躺一整天，也依然会感觉到累！

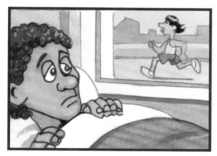

原来如此！

在拥有大脑袋的动物中，比如说人类，睡眠能帮助提高判断和解决问题的能力。在测试中，如果人们学习新事物的前一晚能睡个好觉，人们对新概念或新任务的理解能力可能会提高 3 倍。

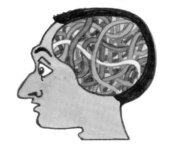

有一种理论认为，我们睡觉时，大脑会整理当天收到的信息并且决定保留什么信息以及把它们储存在什么地方。

蜗牛一般会断断续续睡 14 个小时，然后在接下来的 30 个小时内保持清醒的状态。科学家认为，它们不需要有规律的睡眠时间是因为它们的脑子里根本没装多少东西！生活在沙漠里的蜗牛在冬眠期间甚至可以沉睡 3 年以上。

冬眠是动物在冬天进入休眠的状态。这是一种深层次的睡眠，可以让像熊和松鼠这样的动物在少吃甚至不吃食物的条件下熬过冬天。这时，动物的体温会下降，并且它们的呼吸会变慢。

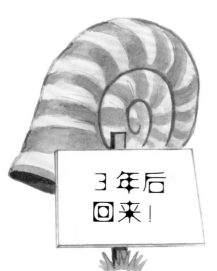

3 年后回来！

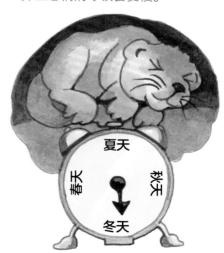

要想保持清醒怎么办？

动物们已经习得了一些令人十分惊奇的睡觉方法，有的在睡觉时会关闭它们一侧大脑的功能，以便小睡许多次，这种睡眠方式也被称为微睡眠。

海豚如果在水里陷入深度睡眠，它们可能会溺水。所以它们两侧的大脑会轮流睡觉，每1～3个小时轮换一次。海狗也是如此，当它们漂浮在海面上睡觉时，只有一只鳍状肢在水中划动以保持身体平衡。许多鸟在打瞌睡时，只闭上一只眼睛，只让大脑的一侧进入睡眠状态。

如今，人们通常会**一觉睡到天亮**。意大利发明家兼艺术家达·芬奇可能每天只睡两个小时——他每4个小时小睡20分钟！宇航员、赛艇运动员和在敌后作战的士兵们效仿了这种睡眠模式，因为对他们来说，睡眠时间越长往往意味着危险越大。

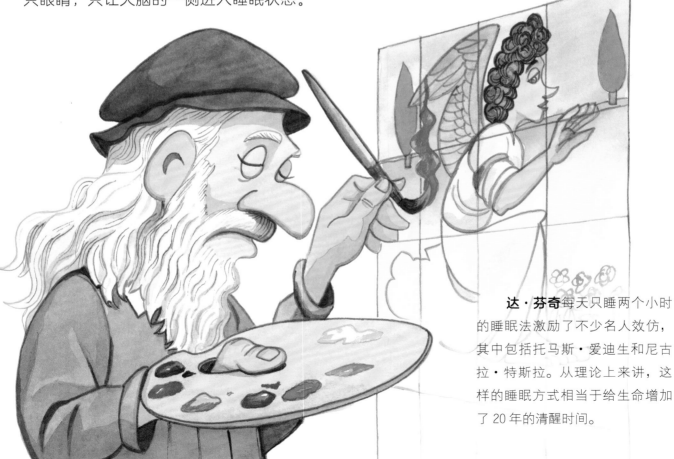

达·芬奇每天只睡两个小时的睡眠法激励了不少名人效仿，其中包括托马斯·爱迪生和尼古拉·特斯拉。从理论上来讲，这样的睡眠方式相当于给生命增加了20年的清醒时间。

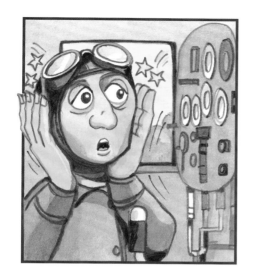

第一个独自飞越大西洋的人是**林白**，在飞行的时候他特别害怕自己会睡着。他尝试过扇自己的脸或者闻装有臭味氨气的气体罐，但他还是睡着了，直至飞行了 24 小时后，当"生物钟"告诉他已经是新的一天了，他才真正地醒过来。

2005 年，**艾伦·麦克阿瑟**用 71 天完成了个人帆船环球航行，这打破了当时的世界纪录。在航行期间，她一共小睡了 891 次，每次持续时间大约 30 分钟，每天共计约 6 个小时的睡眠时间。航行过程中有好几次，就在危险来临时，她刚好及时醒来，避免了灾难的发生！

印度河海豚一生中几乎一直在游动，因为它们需要保持清醒以躲避河流中快速移动的物体。它们每次会睡 1 分钟，每天会有几百次这样的微睡眠，加起来每天总共有约 7 个小时的睡眠时间。

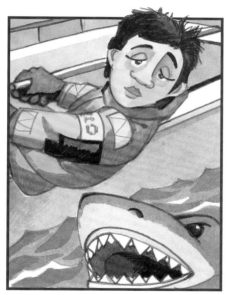

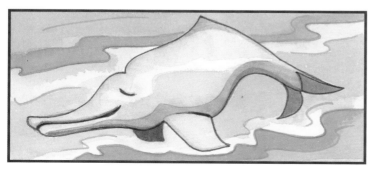

看这里！

现在，有些公司在午休时间提供"睡眠舱"让员工小睡。白天当你感觉有点累了的时候，可以尝试小睡一下，尤其是在下午两点左右。

午后的小睡可以帮你在一天中接下来的时间里更加清醒和精力充沛。在古罗马时期，午饭后能小睡一会儿是相当奢侈的：只有贵族和富人才能随意这样做！

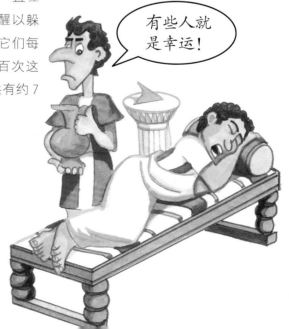

有些人就是幸运！

睡着后的未知世界

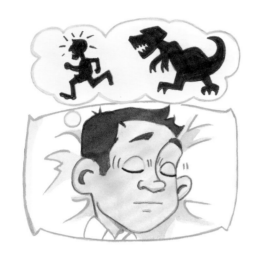

快速眼动睡眠期。 在这个睡眠阶段，你眼皮下的眼球会转动，你的心率和呼吸会加快，你的大脑也会非常活跃，但身体可能会保持静止。在快速眼动睡眠期，你也许会做非常真实的梦。

你的身体遵循着一个白天加黑夜的 24 小时循环，也称为昼夜节律。一到晚上，你自然会开始感觉到困意。即使外面还是亮的，你身体内的褪黑素——一种化学物质——也会让你感觉到睡意。当你的身体放松下来时，体温会下降。这就是"入睡之门"，意味着你已经准备好入睡了。即便睡着了，你的大脑也不会停止运转。它会在非快速眼动睡眠期和快速眼动睡眠期这两个阶段来回切换。总体来说，这些睡眠阶段形成了一个完整的睡眠周期。每个周期通常会持续 90 分钟，并且在一个晚上重复 4 ~ 6 次。

令人惊讶的是，快速眼动睡眠期在 **1952 年**才被一个年轻的医学生尤金·阿瑟瑞斯基发现，当时他在用脑电图仪监测他小儿子的睡眠情况。他发现，尽管儿子入睡了，但仪器记录的脑电波随着孩子眼球的转动而上下波动。

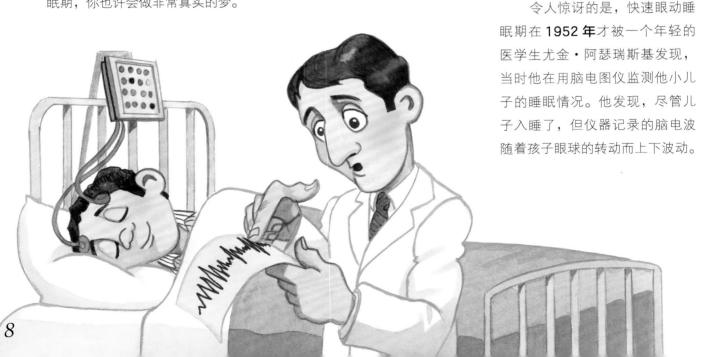

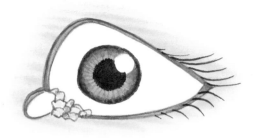

当你睡醒后通常会发现眼角有一团**眼屎**，这其实是灰尘、血细胞、皮肤细胞以及眼皮周围腺体分泌的黏液等混合而成的。这种黏液可以在闭眼的时候封住眼睛，保持眼球的湿润。

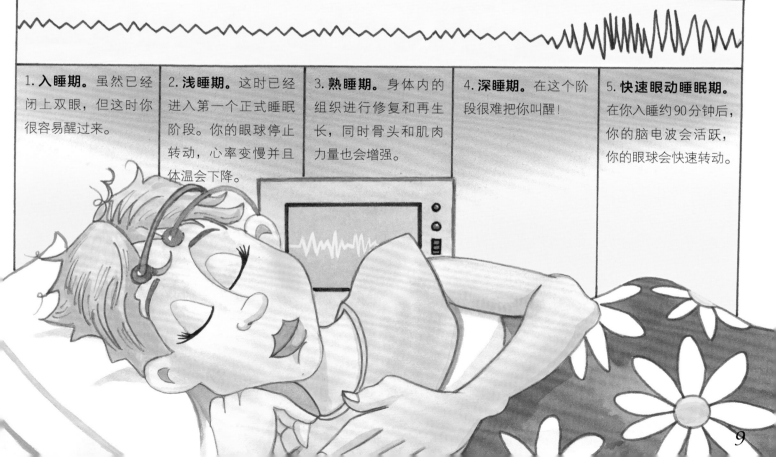

看这里！

一个晚上，你可能会翻身 30 ～ 40 次——这就是双层床需要加护栏的原因！

睡眠周期

1. **入睡期。**虽然已经闭上双眼，但这时你很容易醒过来。

2. **浅睡期。**这时已经进入第一个正式睡眠阶段。你的眼球停止转动，心率变慢并且体温会下降。

3. **熟睡期。**身体内的组织进行修复和再生长，同时骨头和肌肉力量也会增强。

4. **深睡期。**在这个阶段很难把你叫醒！

5. **快速眼动睡眠期。**在你入睡约90分钟后，你的脑电波会活跃，你的眼球会快速转动。

为什么会做梦呢?

每天晚上我们大约会做两个小时的梦，快速眼动睡眠期中的梦境是最真实的，大多数梦里都是有画面和一些声音的，但是几乎没有味觉、嗅觉或触觉。做梦的人会感觉到梦境非常真实，而且会引起强烈的情感共鸣，所以醒来的时候会对某个人感到害怕或者生气。尽管好梦和噩梦都是幻象，但是梦里经常会出现日常生活的情景和你非常熟悉的人。

事实上，做梦很像在玩一个虚拟现实游戏，人在梦里会做一些在真实生活中从不会做的事情。但是我们的大脑每晚为什么会玩这些游戏，至今还是个谜！

常见的梦境

● 被追赶或被袭击

● 被困在某个地方

● 摔落或者溺水

● 手机或者其他小玩意儿出现了问题

● 遭遇自然灾害或人为灾害

● 考试考砸了

● 在公共场所没穿衣服

● 失去家园

● 汽车出现问题

● 受伤或者生病

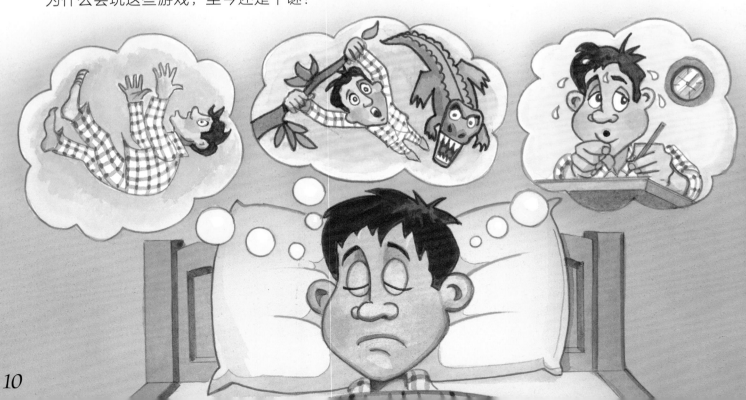

几十年来，科学家们一直在研究梦，但是没人确切知道我们是**如何做梦**的以及我们为什么会做梦。一个观点是，做梦是我们在演习发生紧急情况时我们会做的事。另一个观点是，做梦会帮助我们的大脑整理清醒时收集到的所有信息。有些人相信做梦会让我们的大脑重演在白天我们感受到的情绪，比如说我们对于考试的担忧。

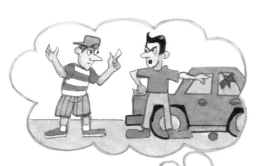

看这里！

据说在梦结束后的 15 分钟里，我们会忘记梦里 90% 的内容。如果你想要记住更多的细节，也许写梦境日记是个好方法——你醒来后立即把还记得的所有事情都记下来。

睡觉并不像开关电灯那么简单。当我们开始小睡或者醒来之前，我们常常处于一种半睡半醒的状态。在这个时间段，我们有时会做奇怪而又短暂的梦，英国作家查尔斯·狄更斯常利用这些短暂的梦的内容来写诗。

在**清醒梦**中，你知道你正在做梦。你可以改变场景、加入角色或者控制整个事件。人们常说这就像身处在电脑游戏里一样。做清醒梦的一种方法就是记梦境日记。另一种方法，就是睡回笼觉。

11

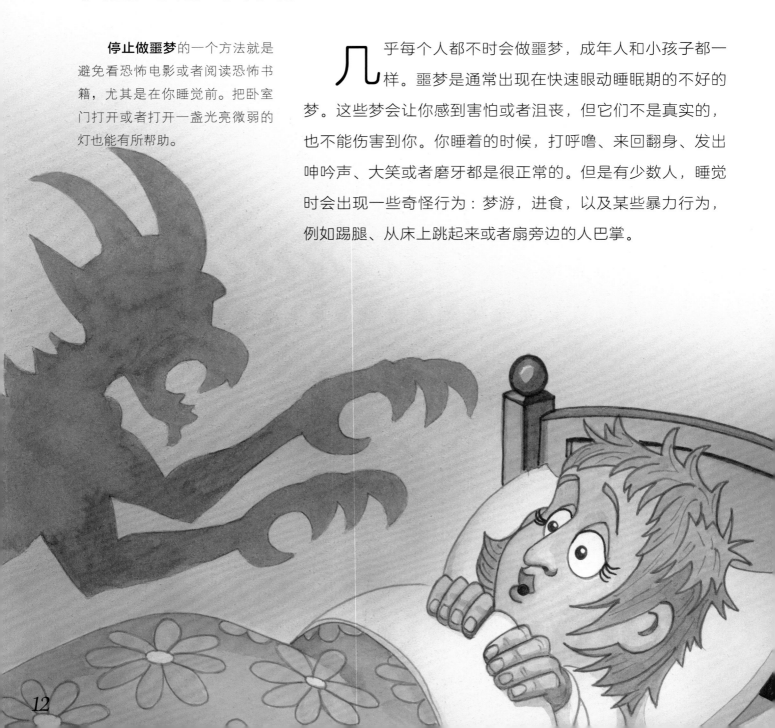

夜里可怕的响动！

停止做噩梦的一个方法就是避免看恐怖电影或者阅读恐怖书籍，尤其是在你睡觉前。把卧室门打开或者打开一盏光亮微弱的灯也能有所帮助。

几乎每个人都不时会做噩梦，成年人和小孩子都一样。噩梦是通常出现在快速眼动睡眠期的不好的梦。这些梦会让你感到害怕或者沮丧，但它们不是真实的，也不能伤害到你。你睡着的时候，打呼噜、来回翻身、发出呻吟声、大笑或者磨牙都是很正常的。但是有少数人，睡觉时会出现一些奇怪行为：梦游，进食，以及某些暴力行为，例如踢腿、从床上跳起来或者扇旁边的人巴掌。

当你睡着后呼气和吸气时，口腔靠后位置、鼻子或者喉咙的软组织会振动，你就会开始**打呼噜**。有时打呼噜的声音会非常大并且很烦人。

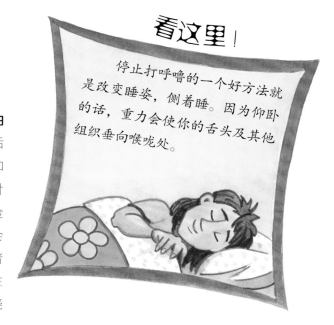

看这里！

停止打呼噜的一个好方法就是改变睡姿，侧着睡。因为仰卧的话，重力会使你的舌头及其他组织垂向喉咙处。

苏格兰主厨**罗伯特·伍德**常常在睡着后梦游到厨房做炸薯条和蛋包饭。但是，睡觉时进食可以说是非常危险的，因为当事人常常会去吃那些不寻常的或者生的食物，而且他们在做饭的时候很可能会烧到或者切到手。

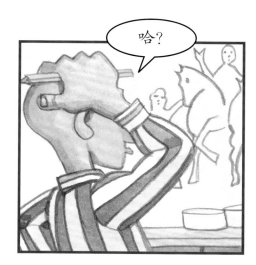

李·哈德温会在睡觉的时候画奇异的画作，他醒来时几乎没有任何画画的记忆。他有一次把朋友的厨房画满了他的涂鸦之作！

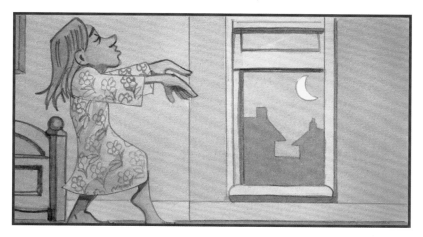

患有梦游症的女孩**雷切尔·沃德**在睡觉时爬出了她卧室的窗户，从8米高的地方摔到了地面。幸运的是，她是双脚先着地，落到了草地上，而且没有骨折，这太令人惊讶了！

只是睡着了吗?

德国发明家阿道夫·古茨茅斯亲自测试了他发明的"**安全棺材**",待在地下的几个小时里,他靠着一根软管运送的香肠和啤酒为食!有些棺材会有绳子连接地上的钟铃,这样"尸体"如果醒来可以拉铃寻求帮助。

在18世纪到19世纪期间,有大量的人因为感染了如霍乱和天花等疾病而死亡。尸体通常会被尽快焚烧,所以医生们往往没时间仔细检查这些患者是真的死了还是只是晕了过去。所以也难怪许多人害怕在睡着的时候被活埋,比如美国第一位总统乔治·华盛顿。所以,有人发明出了"安全棺材",它可以让在它里面的人在醒来的时候寻求帮助。那个时期困扰人们的另一个"噩梦"就是,人们在黑暗中醒来时会感觉到有某个人或者什么东西坐在他们的胸口上!这可能是睡瘫症导致的,会伴随醒来时肌肉无法运动的现象。

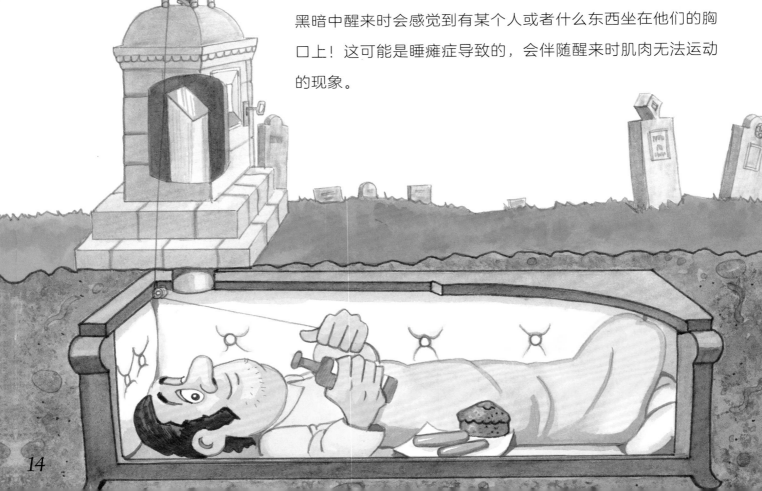

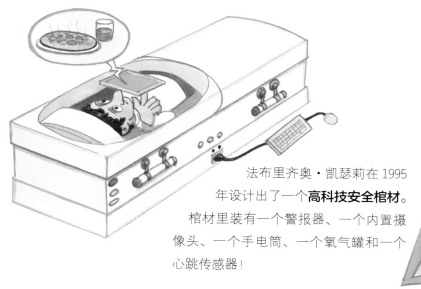

法布里齐奥·凯瑟莉在1995年设计出了一个**高科技安全棺材**。棺材里装有一个警报器、一个内置摄像头、一个手电筒、一个氧气罐和一个心跳传感器！

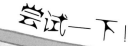

尝试一下！

在早期人类群居时，打哈欠能在危险临近时帮助他们保持警觉。当一个人开始打哈欠时，别的人也会跟着这样做，这样整个群体就会变得更加清醒。你可以试试在朋友们面前打哈欠，看看有多少人效仿你！

许多动物包括鸟类、爬行动物甚至鱼都会**打哈欠**。打哈欠是一种会高度传染的行为，甚至只是想起打哈欠也会让有些人打哈欠！打哈欠可以让我们的大脑平静下来，并且使我们的思维更加清晰。

如果你每天入睡和醒来都是**同一个时间**，你的大脑会逐渐在你起床的前一个小时释放一种化学物质帮助你清醒过来。这就是为什么人们总能在闹钟响起前5分钟醒过来。

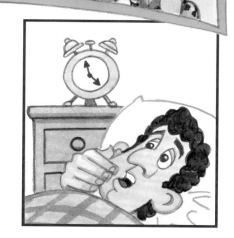

睡瘫症会使患者的肌肉呈现僵直状态，这个状态会持续几秒钟到几分钟不等。在中国，这种情况被称为鬼压床，加拿大纽芬兰岛的人则称其为熊压床。

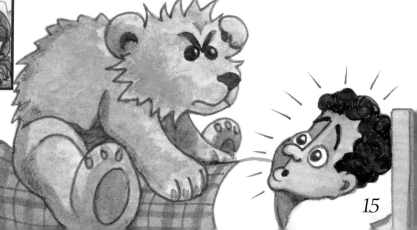

你需要多长的睡眠时间?

大多数成年人每晚需要 7 ~ 9 个小时的睡眠时间,而儿童因为年龄小,所以需要的睡眠时间更长。然而,我们都有自己的睡眠模式:"百灵鸟"型的人更喜欢早睡早起,而"夜猫子"则习惯晚睡晚起。有件事可能会让你感到惊讶:历史上大部分时间里,人们并非会通宵睡觉。在 1879 年爱迪生改进白炽灯之前,英国人在日落之后不久就会上床睡觉,但睡眠时间被分成两段,每段 4 个小时左右,中途会有两三个小时保持清醒!

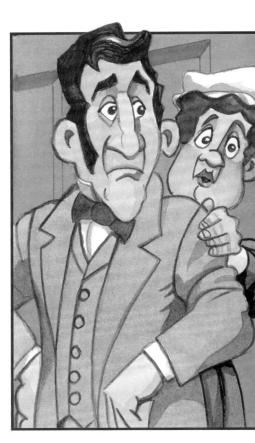

在电被发明之前,在那些冬天漫长且寒冷的国家,要保持房子一整天的照明和供暖实在太费钱了,所以许多家庭会连续几天待在床上。在 17 世纪 60 年代,即使是一个有钱的伦敦人,比如说英国作家塞缪尔·佩皮斯,他在冬天的上午也会在床上赖到 11 点钟。

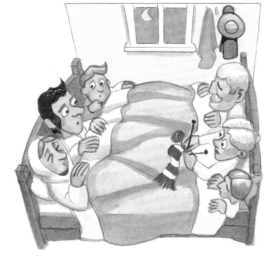

有人做了一个**实验**,志愿者们被安排生活在一个仅有昏暗灯光的洞穴里,无法得知是黑夜还是白天。不过他们很快就将睡眠时间调整为一天 8 个小时,睡眠时间被分成了两大块,中间会有一段安静休息不睡觉的时间,就和人类石器时代的祖先的生活作息一样。

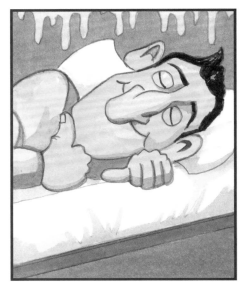

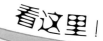

看这里！

如果你半夜突然醒了，也不用感到有压力，可以跟穴居人学一下：让自己放松，然后再接着睡觉。

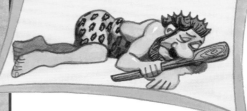

> 我只是一个没早起的人！

如果你醒来后像一个昏昏沉沉的僵尸一样，可能是因为你受到了**睡眠惯性**的影响。你身体的一部分仍然处于睡眠状态，所以即使是最简单的任务也会变得相当棘手，例如把衣服穿好！

在西方，从古代开始，人们就一直遵循着一周 7 天，每周有一两天休息日——这是**补充睡眠**的好时间。古罗马人尝试过一周 8 天的作息，但是没有成功。自此之后，西方大多数国家都延续了一周 7 天的作息方式。

> 我们今天休息吧！

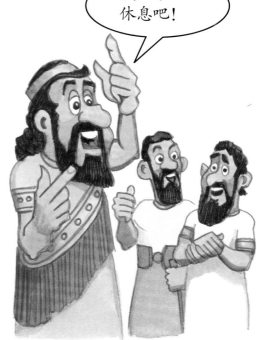

17

睡眠不足会发生什么？

如果你睡眠不足，你可能自己不会意识到，但是其他人肯定会注意到！即便仅仅是几个小时的睡眠不足也能让你陷入暴躁的情绪并且难以集中精力做事。如果你只能睡几个小时，可能难以记住信息或兼顾多项任务。你很有可能会和某个人打架，讲话含糊不清，或者做出不理智的决定，甚至产生幻觉。你可能会丢掉长期记忆，或者"记住"一些实际上并没有发生过的事情。如果你很长一段时间一直保持清醒状态，你会变得非常困并且陷入微睡眠中——每隔 4 ~ 5 秒钟就打一次瞌睡。如果你一直不睡觉，你可能很快就会死去。

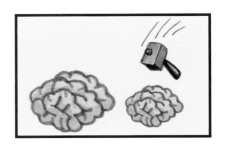

即便你很健康，**睡眠不足**也会让你的部分大脑萎缩！整晚熬夜会杀死脑细胞，一旦造成了损害，即使周末补觉也是无法修复的。

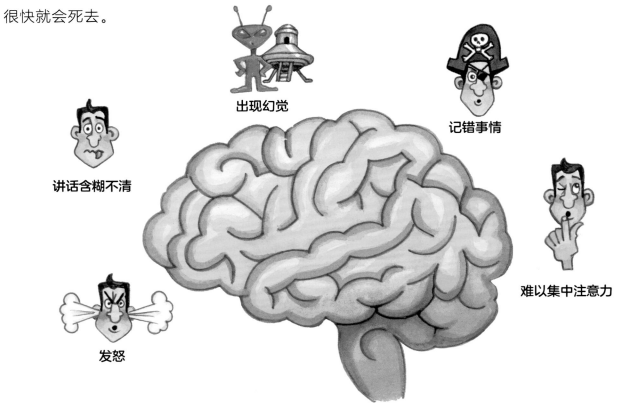

出现幻觉

记错事情

讲话含糊不清

难以集中注意力

发怒

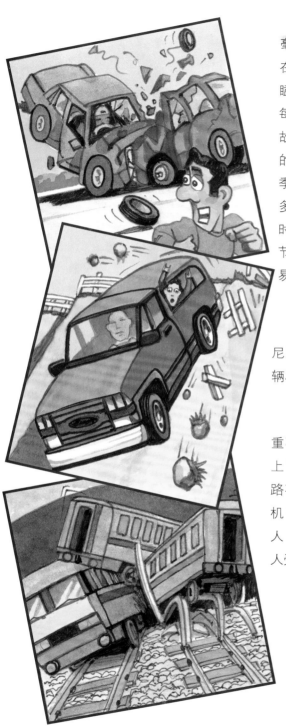

在看电影时**打瞌睡**是毫无问题的，但如果你正在开车或者操作机器，打瞌睡会造成致命的后果。每年大概有10万起交通事故是司机开车时睡着导致的。尤其每到春天、秋天季节交替的时候，是事故多发的时期，这是因为此时人们的生物钟受到了季节变化的影响，从而更容易打瞌睡。

1994年3月，美国加利福尼亚有12人死于车祸，原因是一辆小货车司机开车途中睡着了。

2001年2月，一个睡眠严重不足的司机，不小心把车子开上了铁轨，然后引发了塞尔比铁路事故。这次事故中包括铁路司机在内有10人死亡，82人受伤。

看这里！

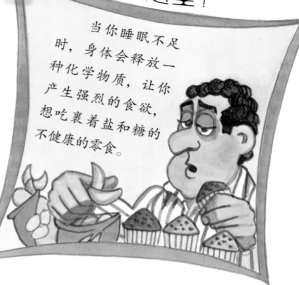

当你睡眠不足时，身体会释放一种化学物质，让你产生强烈的食欲，想吃裹着盐和糖的不健康的零食。

科学家发现，**睡眠不足**也可能会诱发一些严重的健康问题，例如高血压、癌症、心脏病、肥胖症和糖尿病等疾病。

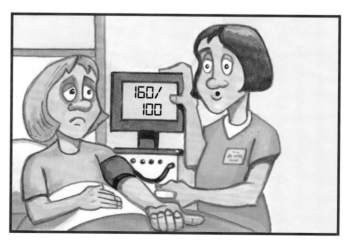

严重睡眠不足

睡眠不足的人是很容易被辨别出来的：反应迟钝，行动缓慢，并且头脑混沌。当你的大脑反应变慢时，尽管身体能继续活动，但仍然会受到影响。当你非常困倦的时候，去做难度很大或者危险系数很高的工作，是个非常糟糕的选择。人们在晚上工作时受伤的可能性会增加 30%。世界范围内几起大规模的人为灾害的发生，也都跟睡眠不足有关。据说，1986 年的切尔诺贝利核电站事故，就是那些疲惫的工程师们无意间犯了一个小失误，从而导致了这场巨爆。这是历史上最严重的一场核电站事故。这场事故中，有 31 人死亡，还有许多人受到了核辐射的影响。

20 世纪 20 年代的**舞蹈马拉松比赛**，是看谁能连续跳舞跳得最久。有些比赛允许参赛双方的一方坚持跳舞，另一方睡觉。这个比赛的世界纪录的保持者是来自芝加哥的一对夫妻，他们跳了整整 215 天！

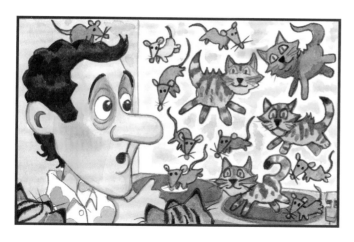

调音师彼得·特里普曾尝试在将近 8 天半的时间内不睡觉。在 3 天后，他开始歇斯底里地大笑。5 天后，他出现了幻觉，看到老鼠和猫在房间里乱窜！

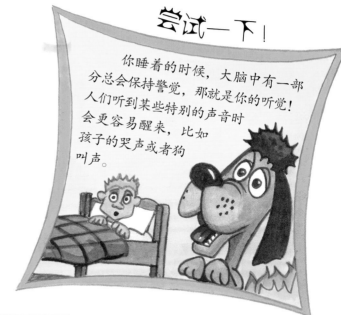

尝试一下！

你睡着的时候，大脑中有一部分总会保持警觉，那就是你的听觉！人们听到某些特别的声音时会更容易醒来，比如孩子的哭声或者狗叫声。

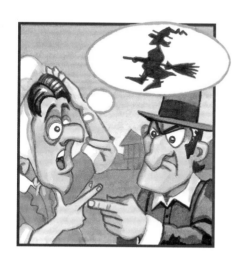

不允许睡觉是一种古老的酷刑。在 16 世纪，被指控为巫师的人会被强制连续数日不准睡觉。难怪他们最后都能讲出一些关于飞行或者变成动物的故事！

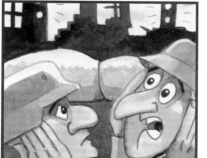

在第二次世界大战的斯大林格勒战役中，**苏联士兵**用扩音器没日没夜地大声播放音乐，使他们的敌人因睡眠不足战斗力大大减弱。

1989 年，**一艘超级油轮**在阿拉斯加搁浅，泄露了 1100 万加仑（约 4164 万升）的汽油。当时油轮的掌舵船长两天里一共才睡了 6 个小时。

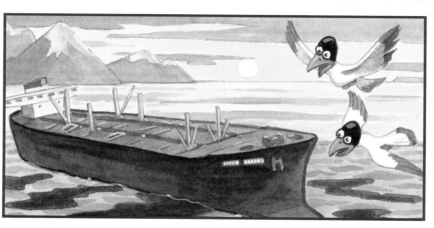

未来世界的睡眠模式

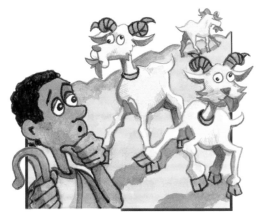

如今有了电灯、24 小时便利店以及能够将在地球各地的上班族联系起来的电脑，我们生活在了一个白天和夜晚一样忙碌的世界里。在繁华的都市里，地铁上挤满了人，人们面无表情，哈欠连天——"超级忙碌"因此成为事业有成的标志。曾多年任英国首相的撒切尔夫人，以每晚只睡 4 个小时而闻名，克林顿在任美国总统期间每天晚上也只睡 5 ~ 6 小时。我们未来的睡眠时间会越来越少吗？

据说 **9 世纪**时，一个埃塞俄比亚的牧羊人无意之间发现了咖啡，因为他注意到自己的羊群因为吃了野生咖啡豆而变得异常兴奋。1000 多年后，今天的上班族常常靠喝很多杯咖啡来保持头脑清醒。

科学家们已经发现了可以控制**浅睡眠**的基因。想象一下：一种新型的超级士兵，能够在执行长时间任务期间，不会有困意，也不会注意力涣散。

越来越多的人在饱受**时差**的折磨，这是在经历了长时间飞行后感受到的疲惫感和困惑感。你会发现要自己的身体适应一个新的时区是一件很困难的事情。

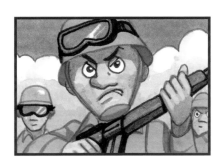

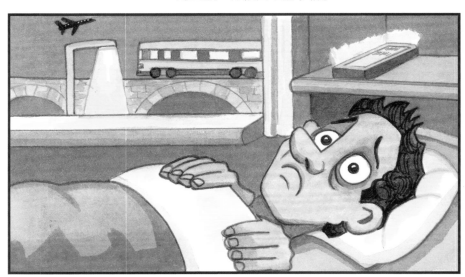

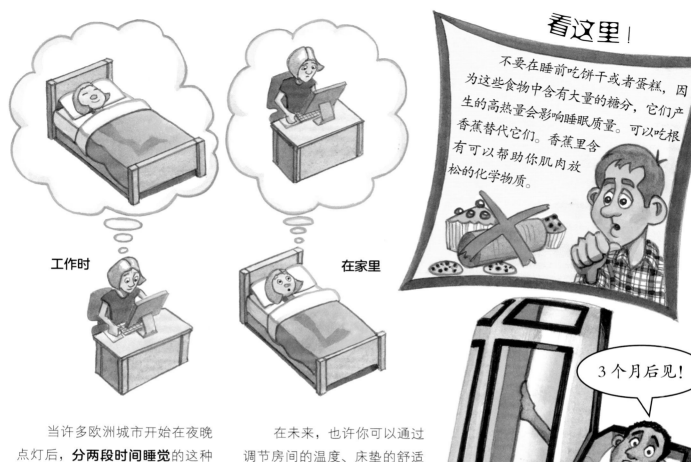

看这里！

不要在睡前吃饼干或者蛋糕，因为这些食物中含有大量的糖分，它们产生的高热量会影响睡眠质量。可以吃根香蕉替代它们。香蕉里含有可以帮助你肌肉放松的化学物质。

工作时

在家里

3个月后见！

当许多欧洲城市开始在夜晚点灯后，**分两段时间睡觉**的这种睡眠模式就变得越来越少见了。但有些科学家认为，这种旧的睡眠模式可以缓解现代生活的压力！

在未来，也许你可以通过调节房间的温度、床垫的舒适度和枕头的蓬松度等，来获得最佳的**睡眠体验**。

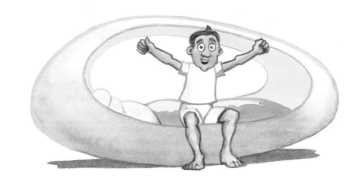

美国国家航空航天局的科学家正在进行一项实验——用降低体温的方法，减缓人体新陈代谢的速度。如果成功，就能让需要长时间进行太空航行的飞向火星的宇航员进入"**超级睡眠**"状态。

如何才能睡个安稳觉？

随着年龄的变化，你需要的睡眠时间也不一样。当我们是新生儿的时候，每天需要睡 16 ~ 18 个小时；到 1 岁时，每天需要睡 10 ~ 12 小时，并且白天要小睡 3 ~ 5 个小时；到小学阶段，长时间的小睡没有了，我们越长大所需要的睡眠时间越少，到 11 岁的时候，我们只需要睡 8 ~ 9 小时。

大多数人都认同睡个好觉比什么都重要。在学校一天压力满满？运动后感到劳累？好好睡个懒觉，这一切都可以解决。第二天你醒来时会感到内心平静、精神焕发，并且准备好迎接所有事情。因此你千万不能不睡觉！

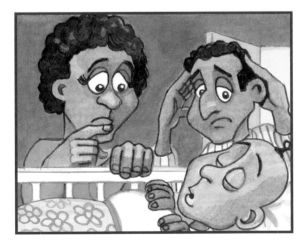

该做的事情

- 尝试每天同一时间睡觉和起床
- 有规律地运动
- 保持卧室安静、黑暗和凉爽
- 入睡前做点能让自己放松的事情

不该做的事情

- 在卧室看电视或使用电脑
- 准备入睡前和别人争吵
- 睡觉时肚子太饿或太饱
- 白天小睡超过 20 分钟

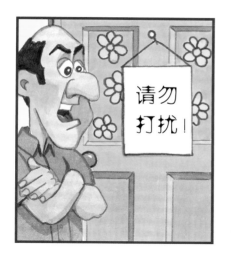

青少年往往要到凌晨1点钟身体才会分泌旺盛的睡眠激素，也就是褪黑素，成人则是晚上10点钟开始。这就是为什么青少年很难早睡。但他们每晚仍旧需要8～9个小时的睡眠时间，因此如果学校很早就上课的话，毫无疑问晚睡的他们就会睡眠不足。这也是他们需要周末补觉的原因！

看这里！

碳酸饮料通常也会含有咖啡因，比如可乐、冰茶或者能量饮料，它们含有的咖啡因跟半杯咖啡差不多。下午5点钟之后，只喝水或者牛奶，能确保你睡个好觉。

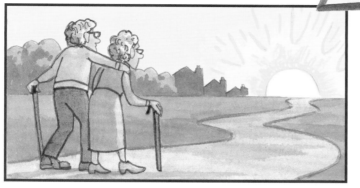

随着**年龄的增长**，我们需要的睡眠越来越少，快速眼动睡眠也会随之减少。老年人常常会在夜里醒很多次，早上起来的时间也更早了。

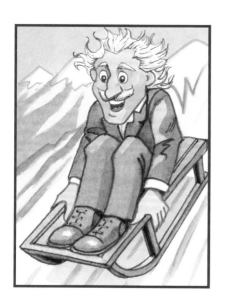

阿尔伯特·爱因斯坦常常每晚睡10个小时。有一次，他梦到自己坐着雪橇从一个山顶迅速滑下。据说醒来之后，这个梦启发他创立了相对论。这个理论描述的是一个物体的运动速度达到光速后发生的事情。

许多著名艺术家和作家的创作灵感都来自他们的**梦境**。罗伯特·路易斯·斯蒂文森小的时候常常被噩梦困扰，成年后，他用这些噩梦创作出了著名的恐怖小说《化身博士》。

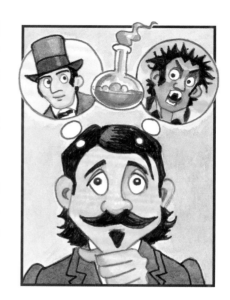

词汇表

氨气：一种难闻的气体。

安全棺材：19 世纪时发明的一种特殊类型的棺材，内置一个警报系统，以防人们被活埋后苏醒。

冬眠：有些动物会在冬天进入一种非常深层的熟睡状态。它们的身体休眠了：呼吸变慢，体温仅高于冰点。

咖啡因：一种在茶叶和咖啡豆中发现的天然化学物质，可以使你更加清醒。

快速眼动睡眠期：睡眠周期的一个阶段，在此阶段人眼皮下的眼球会快速转动，并且经常做梦。

梦游症：人们睡着后突然起身走动、吃东西或者做出其他奇怪行为的现象。也称睡行症。

脑电图仪：一种记录大脑中电流活动的仪器。

黏液：一种由身体的某些部位，如你的耳朵、鼻子或喉咙产生的黏黏的物质。

清醒梦：能意识到自己在做梦的梦境。

神经细胞：神经组织的基本单位，携带有从大脑和身体其他部分得到的信息。

生物钟：在你需要睡觉和吃饭时控制身体的自发系统。

时差：不同时区之间的时间差别。

睡瘫症：又称睡眠麻痹。一种睡眠障碍。

糖尿病：一种身体无法控制血液中血糖含量的疾病。

褪黑素：在晚上身体释放的一种发出睡眠信号的化学物质。

微睡眠：短暂地打瞌睡，持续时间从几秒钟到几分钟不等。

腺体：身体内向血液释放化学物质（激素）的组织。这些化学物质会告知身体怎样运行或生长，并且能帮助身体和疾病斗争。

昼夜节律：描述睡眠和清醒状态的 24 个小时循环的科学术语。

祖先：一个民族或家族的上代，特指年代比较久远的。

常用睡眠短语

贪睡者：sleepyhead。

沉睡不醒：sleep like a log。

打瞌睡：40 winks。

打瞌睡：nodding off。

快起床：rise and shine。

合上眼睛：sleep a wink。

睡得很香：sleep like a baby。

去睡觉：hit the hay。

关于睡眠的传说和故事

莫耳甫斯和佛贝托尔

古希腊人相信，睡眠之神许普诺斯的儿子莫耳甫斯进入人们的梦境是为了传达宙斯等诸神的旨意。而他的兄弟佛贝托尔是噩梦的来源。

睡美人

公主受到邪恶女巫的诅咒，当她被纺锤刺到手指后，就陷入了沉睡。直到 100 年后，她被一位王子的亲吻唤醒。

瑞普·凡·温克尔

有许多古老的传说是关于那些沉睡了几个世纪的传奇英雄们的，他们常常沉睡在偏远的山洞里。美国作家华盛顿·欧文就写过这样一个故事。沉睡了 20 年的瑞普·凡·温克尔醒来后发现他的孩子们都长大了，而他原本位于纽约的家此时也已属于一个新国家——美利坚合众国。

睡魔

据西方的民间传说，睡魔是一个温柔的睡梦精灵，它把沙子轻轻地撒在孩子们的眼睛上，让孩子们沉入梦乡，那沙子就是我们每天早晨在眼角发现的眼屎。

巴库

在日本的传说中，巴库是一种形似长鼻猪的精灵。它会在半夜到人类家里去，吞食他们睡觉时做的噩梦，来保护人们免受噩梦的打扰。

魔罗

在德国的民间传说中，魔罗是一种当你睡觉时坐在你的胸口，把你的梦变成噩梦的恶魔。在英语中魔罗对应的单词是"mare"，这也是英文单词"nightmare"（噩梦）的起源。

你知道吗?

- 世界范围内，不睡觉的最长时间纪录是 18 天 21 小时 40 分钟，这发生在一次摇椅马拉松比赛中。

- 大象在非快速眼动睡眠期是站着睡觉的，但是在快速眼动睡眠期会躺下。

- 在养育新生儿的第一年里，父母通常会减少 400 ~ 750 个小时的睡眠时间。

- 电子闹钟微弱的亮光也足以影响你的睡眠质量。

- 我们无法判断某个人是不是真的醒着，除非有更严密的医疗检测手段，因为人们可以睁着双眼打瞌睡，甚至自己都意识不到这一点。

- 法国小说家巴尔扎克每天要喝 50 杯咖啡，并且在写作期间几乎可以不睡觉。

- 如果你睡在一张有吸血臭虫的床上，一晚上可能会被咬 500 次左右。

- 床上的任何一个角落都会存在 10 万只到 1000 万只尘螨，它们靠食用你的皮屑细胞存活。

- 据说英国前首相温斯顿·丘吉尔每天都会睡到午餐时间，只有一次例外，那时国家发生了危机。

- 世界上最昂贵的床名叫"至尊华盖"，售价高达 630 万美元。床上使用的黄金装饰重达 90 千克，这样的床目前仅有两张。

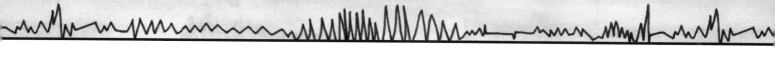

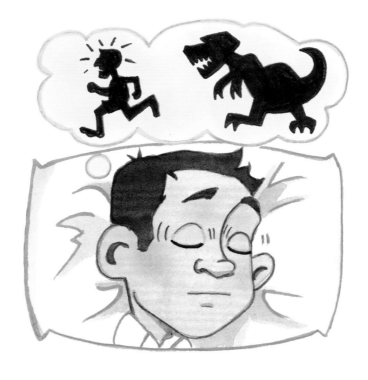

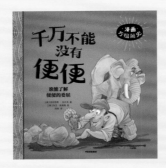

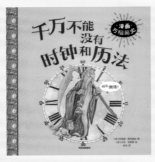

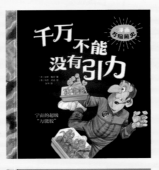

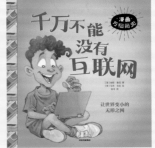

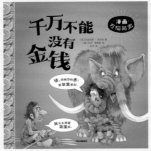

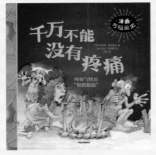

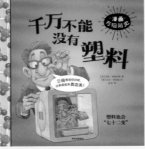

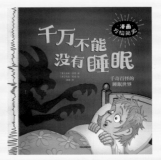

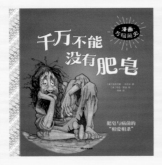

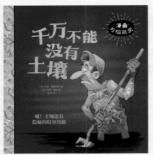

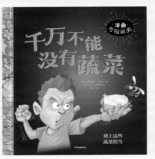

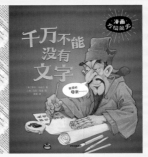

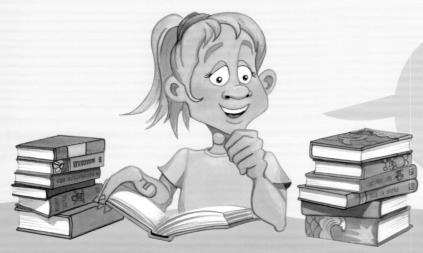

12 个我们熟悉又极易忽略的事物，有趣的现象里都藏着神奇的科学道理，让我们一起来探寻它们的奥秘吧！